Sonia Mahjoub
Imen Dimasi

ABO e COVID 19 grupos sanguíneos

Sonia Mahjoub
Imen Dimasi

ABO e COVID 19 grupos sanguíneos

Avaliação dos factores de risco

ScienciaScripts

Imprint

Any brand names and product names mentioned in this book are subject to trademark, brand or patent protection and are trademarks or registered trademarks of their respective holders. The use of brand names, product names, common names, trade names, product descriptions etc. even without a particular marking in this work is in no way to be construed to mean that such names may be regarded as unrestricted in respect of trademark and brand protection legislation and could thus be used by anyone.

Cover image: www.ingimage.com

This book is a translation from the original published under ISBN 978-620-2-27778-5.

Publisher:
Sciencia Scripts
is a trademark of
Dodo Books Indian Ocean Ltd., member of the OmniScriptum S.R.L Publishing group
str. A.Russo 15, of. 61, Chisinau-2068, Republic of Moldova Europe
Printed at: see last page
ISBN: 978-620-4-09278-2

Tabelas de conteúdos

INTRODUÇÃO

Houve três grandes epidemias causadas por vírus corona humanos: Síndrome Respiratória Aguda (SRA) em 2003, Síndrome Respiratória do Médio Oriente (MERS) em 2012, e recentemente a COVID-19 (SRA-CoV-2) que foi descoberta pela primeira vez em Wuhan, em Dezembro de 2019, e tem vindo a espalhar-se gradualmente por todo o mundo. Até março de 2020, mais de 80.000 pessoas foram infectadas, incluindo quase 3.200 na China. A epidemia do coronavírus tornou-se uma ameaça para a saúde pública. A Organização Mundial da Saúde (OMS) declarou a COVID-19 como a sexta emergência de saúde pública de preocupação internacional em janeiro de 2020, com mais de 182.101.209 casos confirmados[1].(**Anexo 1**)

Desde o primeiro caso confirmado de COVID-19 na Tunísia, em 2 de Março de 2020 **[2]**, passaram 15 meses, com a pandemia relativamente sob controlo durante os primeiros meses. A evolução desta epidemia e os recursos limitados do nosso país levam-nos a estudar as características demográficas das pessoas afectadas e a identificar os factores de risco, a fim de melhor gerir os doentes.

Enquanto durante décadas se acreditava que os tipos de sangue eram usados apenas para transfusões e transplantes de órgãos e tecidos, sabe-se agora que o tipo de sangue que flui através das nossas veias pode desempenhar um papel na saúde de um indivíduo, protegendo-o de certas doenças.

O grupo sanguíneo seria um parâmetro biológico importante no desenvolvimento de várias doenças infecciosas, bacterianas ou virais, tais como gastroenterite viral, cólera, infecção por Helicobacter pylori que é responsável por úlcera péptica, rotavírus ou infecções por norovírus (NoV), vírus do dengue, vírus Norwalk ou vírus da hepatite B. Também se pensa que outras doenças, como doenças cardiovasculares, neoplasias e doenças metabólicas, são afectadas.

Várias publicações internacionais têm mostrado uma ligação entre os tipos de sangue ABO e a probabilidade de infecção por este vírus. Até o momento, apenas um estudo nacional de 51 pacientes foi publicado [**3**].

Daí o objectivo do nosso estudo, nomeadamente estudar o perfil fenotípico dos grupos sanguíneos ABO em doentes com COVID-19 internados no Hospital de La Rabta.

Pacientes e Método

1 A população :

O nosso estudo foi realizado no laboratório de hematologia do Hospital de Rabta.

Este é um estudo descritivo de exposição-não-exposição dos prontuários de pacientes internados em diferentes unidades do Hospital de Rabta entre janeiro e abril de 2021 com infecção pela COVID-19.

O objetivo principal deste estudo foi investigar uma associação entre a gravidade da doença COVID-19 e o grupo sanguíneo ABO.

1.1 Pacientes :

No nosso estudo, foram incluídos 133 pacientes.

1.1.1 Critérios de inclusão :

Neste trabalho, incluímos consecutivamente pacientes hospitalizados com infecção COVID-19 confirmada por PCR.

1.1.2 Critérios de inclusão :

Neste trabalho não incluímos pacientes com infecção por COVID-19 que não foram hospitalizados.

1.1.3 Critérios de exclusão :

Neste trabalho, nós excluímos :

- ➢ Casos com pacientes cujo RT-PCR era questionável.
- ➢ Pacientes internados sem grupo sanguíneo.

1.2Grupos de teste :

Incluímos dois grupos de controlo:

- ➢ Um grupo de controle de pacientes internados e COVID negativo com N= 2801.
- ➢ Um grupo de controlo de dadores de sangue saudáveis com N=3072.

2 Recolha de dados :

Foi preparada uma base de dados através da recolha de registos médicos de doentes hospitalizados em diferentes sectores da saúde para a infecção pela SRA-COV-2.

Os dados foram recolhidos utilizando um formulário de recolha de dados que inclui as seguintes informações (**Anexo 2**):

- **Demográficos :**

- **Idade**

- **Tipo**

- **Comorbidades**: hipertensão arterial, diabetes, doença arterial coronária, outras doenças cardíacas, doença pulmonar obstrutiva crônica, obesidade, insuficiência renal crônica.

→ Hipertensão arterial, doença coronária, doença cardíaca e diabetes foram classificadas como doenças cardiovasculares.

→ A DPOC foi classificada como doença respiratória.

- **Dados clínicos :**

- **Hospitalização em unidade de terapia intensiva**

- **Mortalidade**

- **Lesão radiológica na tomografia computadorizada do tórax (TC) (Figura 1):**

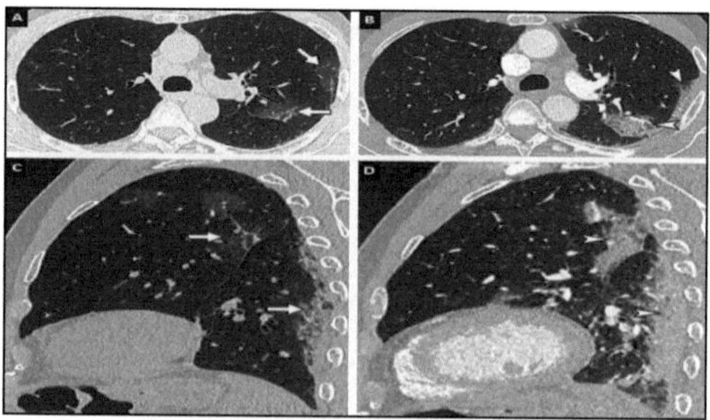

Figura 1: Imagem da pneumonia COVID-19[4]

A TC foi utilizada para quantificar a extensão do envolvimento pulmonar em comparação com a radiografia de tórax convencional.

- **Dados biológicos :**

- **Teste de função hepática :**

Para as transaminases (AST e ALT), o valor de admissão foi utilizado neste estudo.

- **Avaliação Inflamatória :**

Foi incluído o maior valor de CRP durante a hospitalização.

- **Avaliação Renal :**

Foi usado o maior valor de creatinina.

- **Avaliação hematológica :**

↓ Grupo sanguíneo: (apêndice 3)

As amostras de sangue foram colhidas por punção venosa franca no cotovelo e coletadas em um tubo EDTA.

O rótulo deve indicar claramente: sobrenome, nome próprio, data de nascimento e número de registo.

Ao receber os tubos, foi feita uma centrifugação durante 10 minutos.

↓ CBC na admissão :

Foi colhida uma amostra de sangue num tubo EDTA para determinar um trabalho biológico padrão incluindo os seguintes dados: hemograma (leucócitos (10^3/mm^3), linfócitos (10^3/mm^3), plaquetas (10^3/mm^3)].

↓ D-Dimer :

Uma amostra de tubo de citrato foi colhida para avaliar o nível de D-dímero.

Note que foi utilizado o valor mais alto de D-dímero durante a hospitalização.

3 Materiais:

3.1 Reagentes :

Os reagentes para o grupo sanguíneo ABO estão em conformidade com as normas de boas práticas.

Eles são adequados para técnicas convencionais de agrupamento de sangue.

Foram usados dois lotes de reagentes:

> Séribio

> BioMaghreb

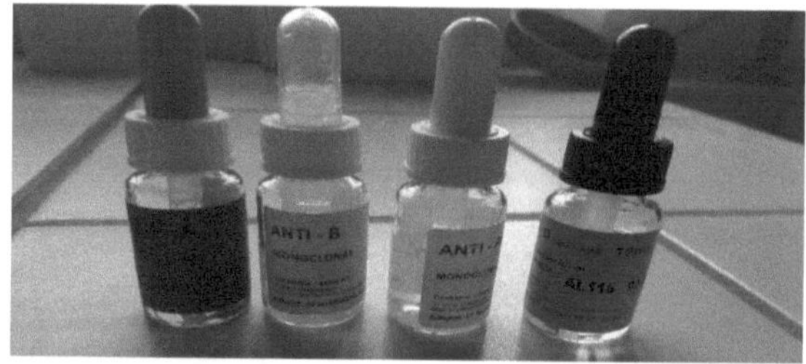

Figura 2: Kit de grupo sanguíneo (soro Anti-A, B, AB, D)

(Teste globular)

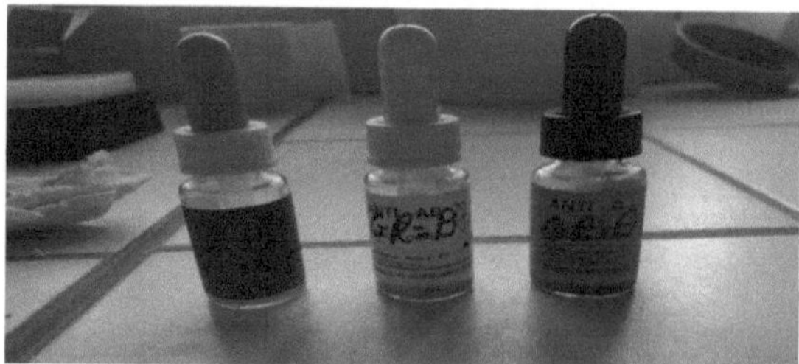

Figura 3: Kit de agrupamento de sangue (GR A, GR B, GR O)

(Teste do soro)

3.2 Aparelho :

➢ Centrífuga

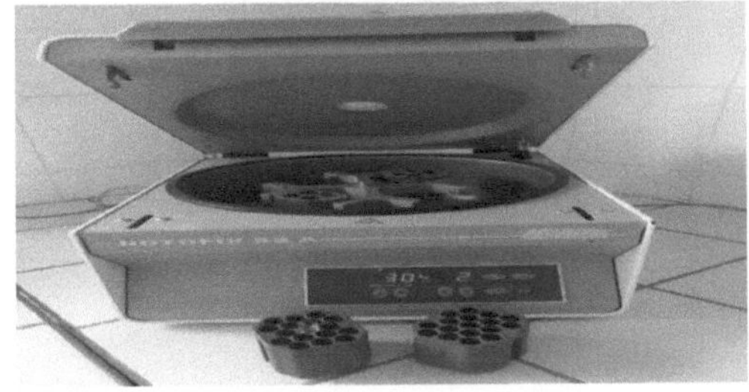

Figura 4: Centrífuga tubular

Micropipetas

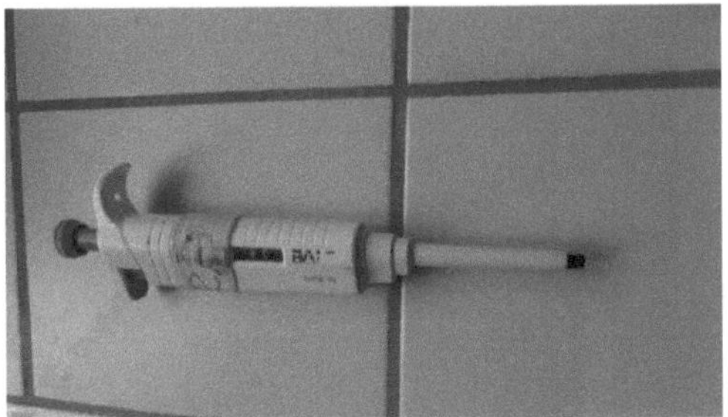

Figura 5: Micropipeta

➢ Placa opalina :

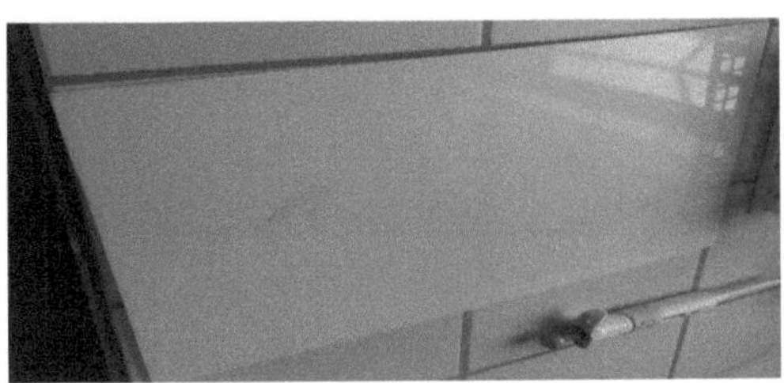

➢ Dispositivo NFS :

Figura 6: Placa opalina

11

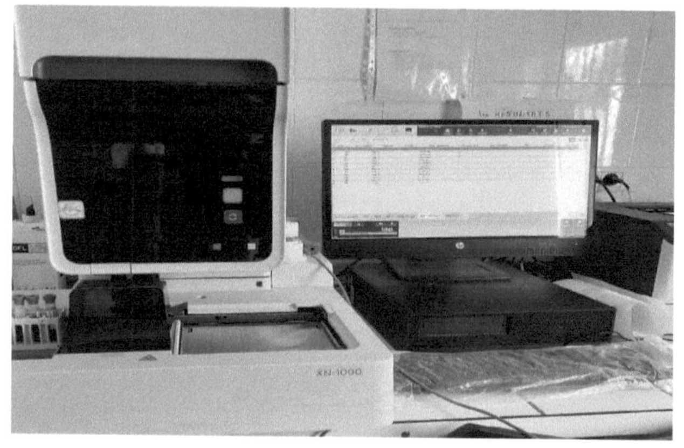

Figura 7: Controlador NFS (Sysmex)

➢ Aparelho D-Dimer :

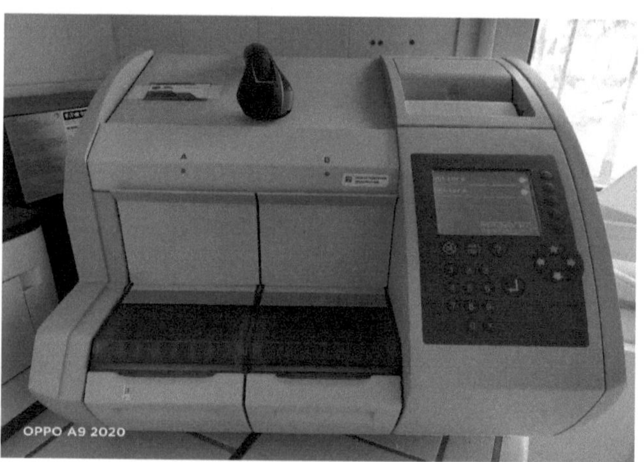

Figura 8: VIDAS® D-Dimer

4 Métodos :

4.1 Grupos sanguíneos :

- **Princípio :**

O agrupamento ABO é baseado na detecção do Ag sanguíneo e do Ac plasmático por hemaglutinação.

- **Protocolo:**

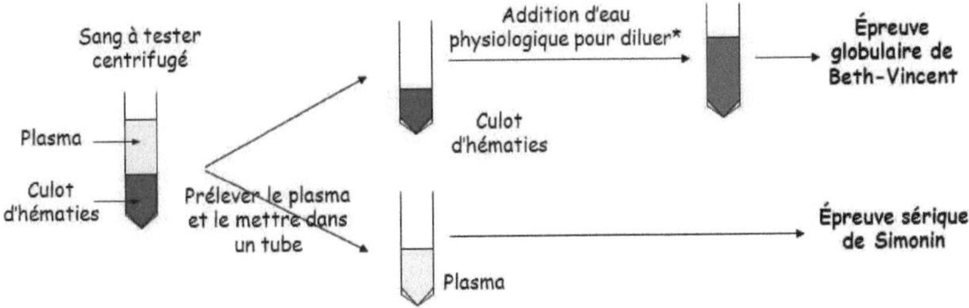

Figura 9: Preparação da amostra de sangue

Tabela I: Procedimento de agrupamento de sangue ABO

teste globular de Beth Vincent	Teste do soro de Simonin :	Testemunha Allo :
Coloque uma gota da suspensão globular a ser testada. Aplique uma gota de soros de teste anti-A, anti-B, anti-AB.	Aplique 2 gotas do soro de teste. Coloque uma gota de suspensão globular A e B.	Coloque 2 gotas de soro de teste. Coloque uma gota de suspensão O globular.

- **Resultado e Interpretação :**

O agrupamento ABO consiste em dois testes complementares e um controlo aloimune:

> **Exame de sangue:** consiste na detecção dos antígenos A e B na superfície das hemácias do paciente.

> **Teste sérico:** consiste no teste de anticorpos para o sistema ABO no plasma do paciente.

> **Controlo aloimune:** consiste em demonstrar que o soro a ser testado não contém qualquer ácido acetilsalicílico susceptível de reagir com outro agente eritrocitário que não o Ag A e o Ag B.

Os resultados dos testes de soro e células sanguíneas de acordo com o grupo sanguíneo ABO são mostrados na tabela II:

Quadro II: Resultados dos grupos sanguíneos para os diferentes testes

GRUPOS DE SANGUE	TESTE GLOBULAR			TESTE SERIAL		Testemunha Allo
	Anti-A	Anti-B	Anti-AB	A	B	O
A	+	-	+	-		-
B	-	+	+	+		-
O	-	-	-	+		-
AB	+	+	+	-		-

+ O teste sanguíneo, o teste sérico e o controle aloimune devem ser concordantes.

+ A testemunha aloimune valida o teste do soro.

+ Quaisquer discrepâncias devem ser resolvidas antes do resultado final ser

4.2 NFS :

⬇ Contagem de glóbulos brancos :

A leucopenia foi definida como uma contagem de leucócitos de < 4000 células/mm³.

Hiperleucocitose foi definida como uma contagem de leucócitos >10.000 células/mm³.

⬇ Contagem de linfócitos :

A linfopenia foi definida como uma contagem de linfócitos <1500 elementos/mm³.

⬇ Contagem de plaquetas :

A trombocitopenia foi definida como plaquetas <150.000 células/mm³.

4.3 Trabalho de hemostasia :

❖ Ensaio D-Dimer :

● Método :

Teste imunoturbidimétrico à base de partículas enriquecidas.

● Princípio :

Determinação da concentração de D-dímero por medição fotométrica da reacção antigénio-anticorpo entre anticorpos anti-D-dímero transportados por partículas e os D-dímeros existentes na amostra.

● Como funciona :

Comprimento de onda 570 nm

Caminho óptico 1 cm

Temperatura +37 °C

Medida em relação ao branco reactivo

⬇ Cálculo :

A concentração de D-dímero das amostras de teste é determinada a partir de uma curva de calibração usando um modelo de spline matemático apropriado. A curva de calibração é obtida a partir de cinco níveis de calibradores e o diluente unido para determinar o valor zero.

5 Análise estatística :

A entrada e análise de dados foi realizada utilizando o software Statistical Package for the Social Sciences (SPSS).

O estudo descritivo foi baseado no cálculo de freqüências simples e freqüências relativas (percentuais) para as variáveis qualitativas, e no cálculo de médias, medianas, desvios-padrão e valores extremos (mínimo e máximo) para as variáveis quantitativas.

A frequência do grupo sanguíneo ABO em todas as populações e subgrupos foi testada usando-se o qui-quadrado e a relação ODD com intervalos de confiança de 95% (IC).

As características clínicas e radiológicas foram avaliadas por um teste de qui-quadrado "$\chi2$".

Os parâmetros biológicos foram analisados através do teste de Levene (p) e do teste t.

P foi considerado estatisticamente significativo se for inferior a 0,05.

6. Considerações éticas :

O anonimato e a confidencialidade das informações dos pacientes foram respeitados durante a coleta de dados.

7. Pesquisa Bibliográfica:

A literatura foi pesquisada usando o Google Scholar, Pubmed, Science Direct, World HealthOrganization.

As palavras-chave mais comuns utilizadas nesta pesquisa foram

COVID-19, grupo sanguíneo ABO, Susceptibilidade, Mortalidade, Comorbidades, Ressuscitação, Severidade.

8. Conflito de interesses :

Os autores declaram que não têm conflitos de interesse com este trabalho.

RESULTADOS

Este estudo incluiu 6006 participantes divididos em três grupos:

- ➢ Grupo de pacientes : N = 133

- ➢ Grupo de controle de doadores: N = 3072

- ➢ Grupo de controlo do destinatário: N = 2801

Dividimos nossas amostras; "pacientes" e "controles"; em dois, de acordo com seus respectivos grupos sanguíneos ABO:

→"Presença de um antigénio A": Grupo A (A e AB).

→"Ausência de antígeno A": Grupo não-A (B e O).

População

Pacientes (N= 133) COVID (+)	Doadores de controle (N= 3072)	Pacientes (N= 2801) COVID (-)
"« A » = 40% "Não A" = 60%.	"« A » = 36,3% "Não A" = 63,7%.	"« A » = 49% "Não A" = 51%.

1. Estudo descritivo :

1.1 Grupo de Controlo de Doadores :

Estes são doadores de sangue, recolhidos no banco de sangue de Rabta durante um período de três anos.

1.2 Características demográficas :

1.2.1 Distribuição por gênero :

Os doadores (N=3072) foram divididos em 2292 mulheres (75%) e 780 homens (25%).

O rácio de género foi de 0,34 **(ver Figura 10)**.

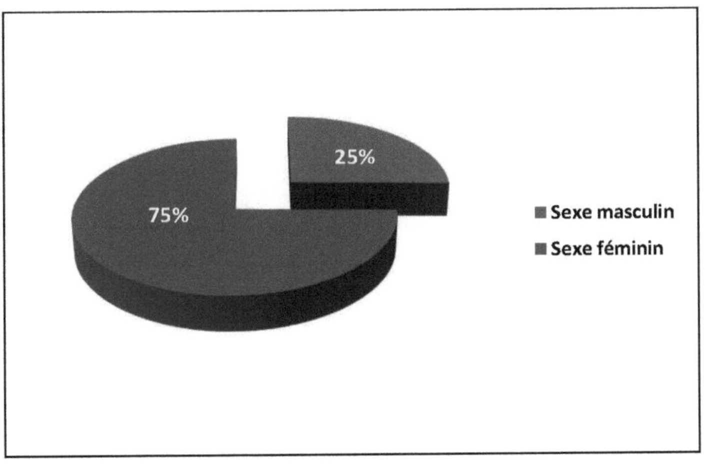

Figura 10: Distribuição do grupo de doadores por sexo

1.2.2 Distribuição por tipo de sangue :

No grupo controle, o tipo sanguíneo O foi o mais freqüente (N=1415; 46,1%) seguido pelo tipo sanguíneo A (N=956; 31,1%) (Tabela III)

Tabela III: Distribuição dos doadores de acordo com o tipo de sangue

Grupo sanguíneo	Frequência	Porcentagem
A	956	31.1%
B	540	17.6%
O	1415	46.1%
AB	161	5.2%
Total	3072	100%

Foi realizada a subdivisão do grupo de controle "doador" de acordo com a ausência ou presença do antígeno A: **(Figura 11)**

O tipo de sangue não-A foi o mais comum (N=1955; 63,7%) versus A (N=1117; 36,3%).

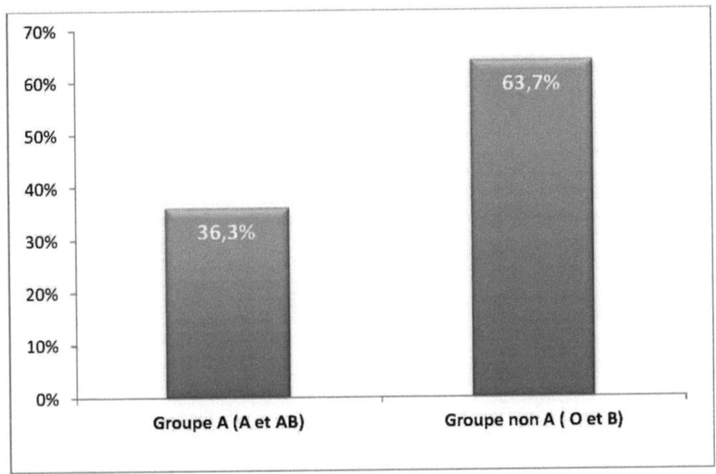

Figura 11: Distribuição dos doadores pela presença do antígeno A

2. COVID grupo de controle negativo :

Este é um grupo de pacientes internados no hospital, COVID negativo durante um período de quatro anos.

2.1. Características demográficas :

2.1.1. Distribuição por gênero :

Os pacientes (N=2801) foram divididos em 1777 mulheres (63,4%) e 1024 homens (36,6%).

A proporção de gêneros foi de 0,57. **(Figura 12)**

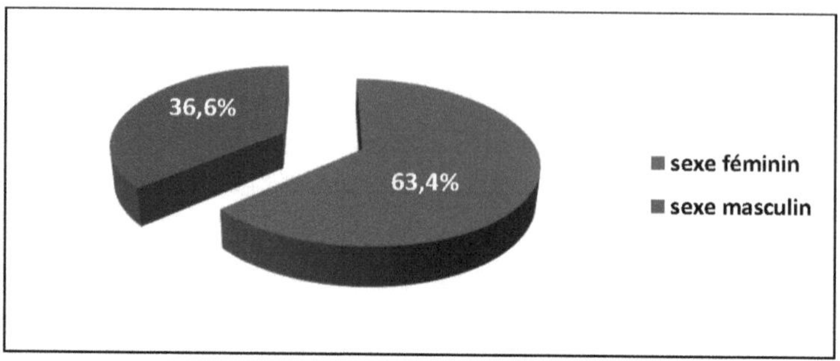

Figura 12: Distribuição do grupo negativo da COVID por gênero

2.1.2 Distribuição por tipo de sangue :

No grupo controle (pacientes COVID-negativos), o grupo sanguíneo O foi o mais predominante (N=1287; 46%) seguido pelo grupo sanguíneo A (N=850; 30,2%). (Tabela IV)

Tabela IV: Distribuição dos pacientes COVID-negativos segundo o grupo sanguíneo

Grupo sanguíneo	Frequência	Porcentagem
A	850	30,2%
B	526	18.8%
O	1287	46%
AB	138	5%

Foi mostrada a subdivisão do grupo de controle COVID-negativo de acordo com a ausência ou presença do antígeno A:

49% eram do Grupo "A" (A e AB) e 51% do Grupo "não-A".

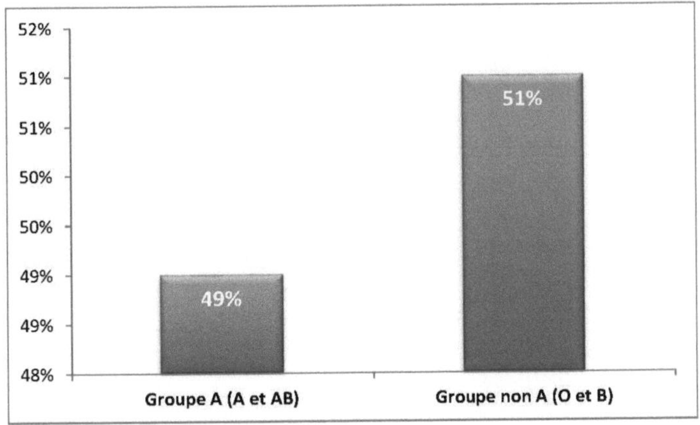

Figura 13: Distribuição dos sujeitos COVID-negativos de acordo com a presença de antígeno A

3 . Grupos de pacientes com COVID-19 :

3.1 Características demográficas :

3.1.1 Distribuição etária :

A idade média era de 63 anos, com extremos que variavam de 22 a 88 anos.

Metade do grupo (N= 66; 49,6%) tinha entre 31 e 64 anos de idade e 61 (48,12%) tinha mais de 65 anos de idade. **(Figura 14)**

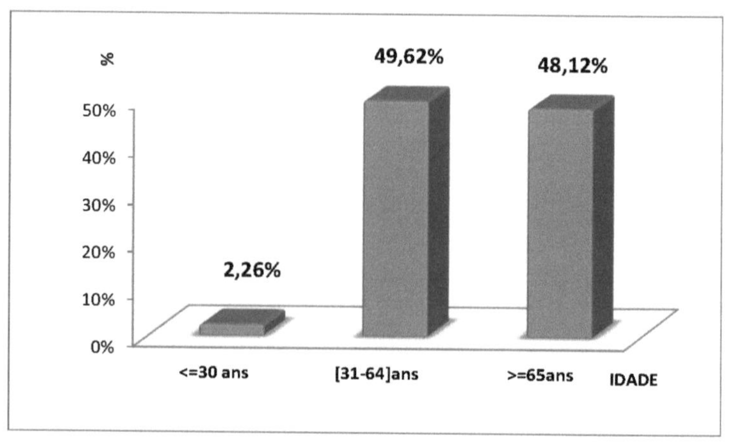

Figura14: Distribuição dos pacientes afetados por faixa etária

3.1.2. Distribuição por gênero :

Os pacientes (N=133) foram divididos em 59 mulheres (44%) e 74 homens (56%). A proporção de gênero foi de 1,25 **(Figura 15)**.

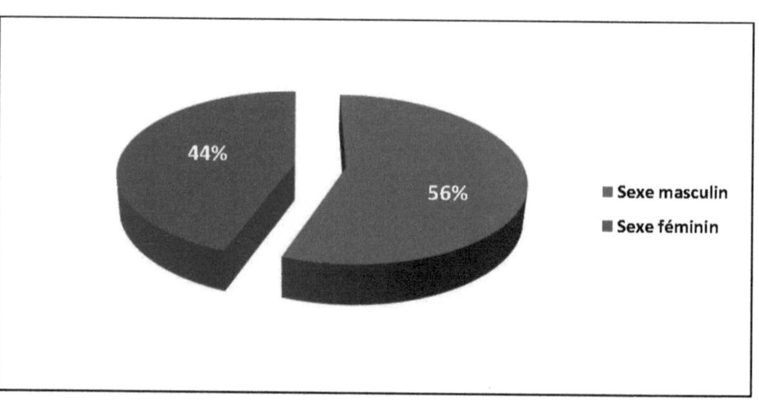

Figura 15: Distribuição dos pacientes afetados por gênero

3.1.3 Distribuição por grupo sanguíneo :

No grupo de pacientes COVID positivos, o grupo sanguíneo O foi o mais freqüente (N=56; 42%) seguido pelo grupo sanguíneo A (N=45; 34%) (Tabela V):

Tabela V: Distribuição dos pacientes afectados por tipo de sangue

Grupo sanguíneo	Frequência	Porcentagem
A	45	34%
B	24	18%
O	56	42%
AB	8	6%
Total	133	100%

No nosso estudo, a avaliação do risco de infecção SRA-COV-2 por tipo sanguíneo indica que nenhum tipo sanguíneo é incriminado (sem diferença estatisticamente significativa). (**Tabela VI**)

TabelaVI: Comparação da distribuição dos fenótipos sanguíneos nos grupos COVID-19 positivo e controle (COVID-19 negativo)

Tipo sanguíneo	COVID (+)	COVID (-)	ODD Ratio (intervalo de confiança de 95%)	Nível de significância p
A	34%	30,2%	1,174	p=0,393
B	18%	5%	0,952	P=0,832
O	42%	46%	0,856	p=0,385
AB	6%	18,8%	1,235	p=,573

Da mesma forma, não foi encontrada uma diferença significativa entre a distribuição dos grupos sanguíneos COVID-positivos em comparação com os doadores de sangue. (**Tabela VII**)

Tabela VII: Comparação da distribuição dos fenótipos sanguíneos no grupo de doentes positivos à COVID-19 e nos dadores de sangue tunisinos

Tipo sanguíneo	COVID (+)	Doadores	ODD Ratio (intervalo de confiança de 95%)	Nível de significância p
A	34%	31,1%	1,132	p=0,508
B	18%	17,6%	1,032	p=0,890
O	42%	46,1%	0,852	p=0,370
AB	6%	5,2%	1,157	p=0,696

3.2 Características clínicas dos pacientes positivos à COVID :

3.2.1 Comorbidades :

No presente estudo, 69% dos pacientes apresentavam histórico médico, sendo a hipertensão e a diabetes as doenças mais comuns, respectivamente. **(Tabela IV)**

TabelaVIII: Distribuição dos pacientes afetados pela história

Histórico médico	Frequência	Porcentagem
Obesidade	12	9%
Insuficiência renal crónica	6	4.5%
Pressão arterial elevada	63	47.4%
Diabetes	50	37.6%
Doença pulmonar obstrutiva	9	6.8%
Outras doenças cardíacas	13	9.8%

Nosso estudo mostrou que 9% dos pacientes com COVID-19 eram obesos, 4,5% tinham CKD, 47,5% tinham hipertensão arterial. Os pacientes com diabetes foram responsáveis por 37,6%. Cerca de 6,8% dos pacientes apresentavam DPOC e outras doenças cardíacas eram conhecidas em 9,8% dos pacientes.

3.2.2 Uso de reanimação e mortalidade :

> **Uso de ressuscitação :**

Dos 133 pacientes, 36 (27,1%) necessitaram de reanimação.

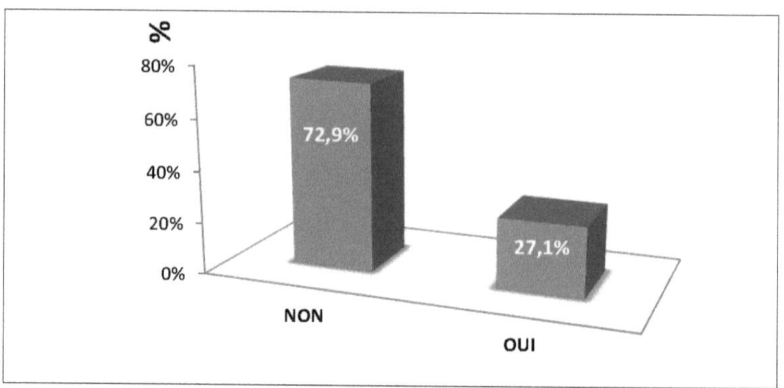

Figura 16: Distribuição dos pacientes afectados de acordo com a presença de A

> **Mortes :**

Houve 32 mortes (24%) neste estudo. Destes pacientes, 19 (60%) tinham mais de 65 anos de idade.

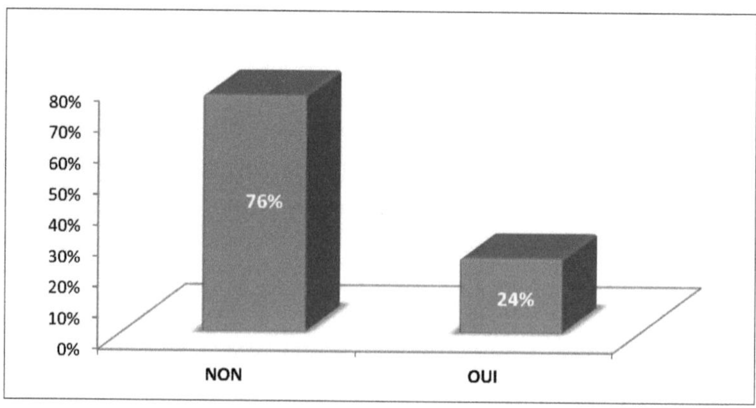

Figura 17: Distribuição dos pacientes de acordo com a morte

➤ **Duração da estadia :**

O tempo médio de permanência foi de 12,43 ± 9,57 dias, com extremos que variaram de um (01) a 55 dias.

Para 31,3% dos pacientes com COVID-19 (N=40), foi observado um retorno a casa após uma semana. Para quase metade da população (54,6%), a estadia hospitalar variou entre oito e 20 dias. Apenas um terço dos pacientes foi hospitalizado por menos de sete dias.

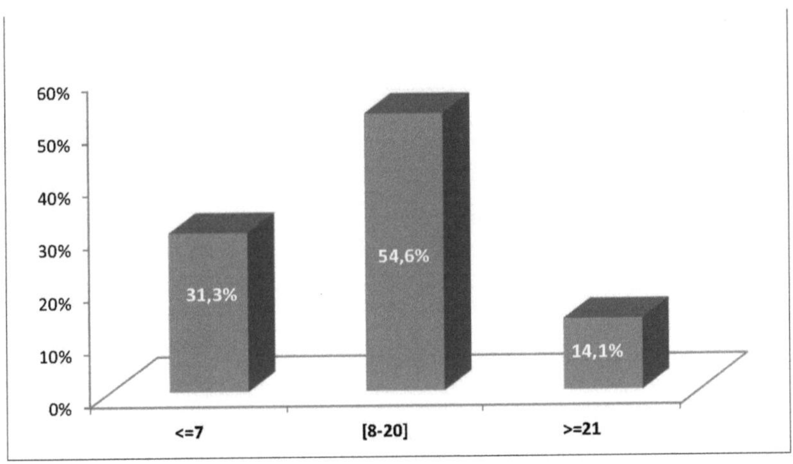

Figura18: Distribuição dos pacientes de acordo com o tempo de permanência

(em número de dias)

3.3 Parâmetros paraclínicos :

3.3.1 Extensão das lesões na TC :

No nosso estudo, 78,9% dos pacientes tinham feito uma tomografia computadorizada do tórax na admissão.

Em 88 pacientes (66,2%), mais de 25% dos pacientes foram afetados na admissão.

Tabela IX: Gravidade da lesão pulmonar

	Frequência	Porcentagem
Envolvimento não extensivo: <25%.	17	12,8%
Danos extensivos na admissão: >=25%.	88	66,2%
Total	105	78,9%

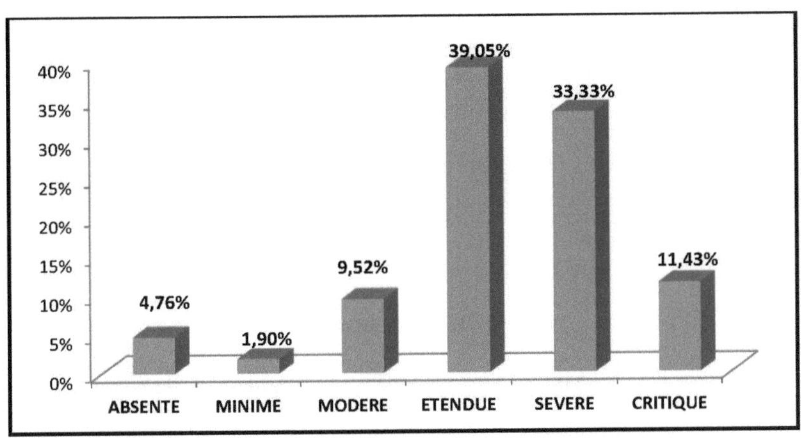

Figura 19: Distribuição da gravidade dos danos radiológicos

O envolvimento parenquimatoso foi classificado em 5 estágios com base na porcentagem de envolvimento pulmonar: envolvimento extenso foi registrado em 41 pacientes (39,05%) seguido de envolvimento severo em 35 pacientes (33,33%). O envolvimento crítico foi observado em 12 pacientes (11,43%).

3.3.2 Dados biológicos :

Um hemograma completo foi realizado na admissão em todos os pacientes.

> **Leucócitos :**

A contagem média de leucócitos foi de 8320 células/mm3 com extremos que variaram de 2040 mm3 a 30410 células/mm3.

A leucopenia foi observada em 10 pacientes (8,2%).

A hiperleucocitose foi registrada em 28 pacientes (23%).

> **Linfócitos :**

A contagem média de linfócitos foi de 1030 células/mm3 ± 0,512 com valores extremos variando de 200 a 3060/mm3.

A linfopenia foi observada em 69 pacientes ou 56,1% dos casos.

➢ **Placas :**

A contagem média de plaquetas foi de 273,52 elementos/mm³ ± 120,021 com valores extremos variando de 23 a 642 (10³/mm³).

A trombocitopenia foi observada em 27 pacientes ou 21,7% dos casos.

➢ **D-Dimer :**

O nível médio de D-dímero foi 4798,94 com valores extremos variando de 221 a 81457.

Tabela V: Resumo da contagem de sangue na admissão

	Mão-de-obra	média	Mínimo	Máximo	Mediana
Leucócitos	124	8320	2040	30410	7060
Linfócitos	123	1030	200	3060	920
Placas	124	273.52	23000	642000	211000
D-Dimer	126	4798,94	221	81457	1489,65

Unidade: leucócitos, linfócitos, plaquetas (elementos / mm³); D-Dimer (ng/ml).

3.3.3 Parâmetros bioquímicos :

O envolvimento inflamatório foi encontrado na maioria dos pacientes (N=121; 96%).

Foram encontrados danos renais em 39 pacientes (30,5%).

O dano hepático foi observado em 13% da população (aumento da AST) e 10% da população (aumento da ALT).

No total :

Tabela VI: Resumo dos parâmetros bioquímicos na admissão.

	Mão-de-obra	Média	Mínimo	Máximo	Mediana
CRIAR	49	24,8	0	1807	12
CRP	126	159,85	0	616	148,5
ASAT	133	41 ,16	0	253	32
ALAT	133	28,72	0	133	23

Unidade: Creatinina (mg/L), CRP (mg/L), AST/ALAT (U/L)

4. Estudo analítico :

❖ Os pacientes (N=133) foram divididos em 53 "Grupo A" (A e AB) (40%) e 80 "não-A" (O e B) (60%).

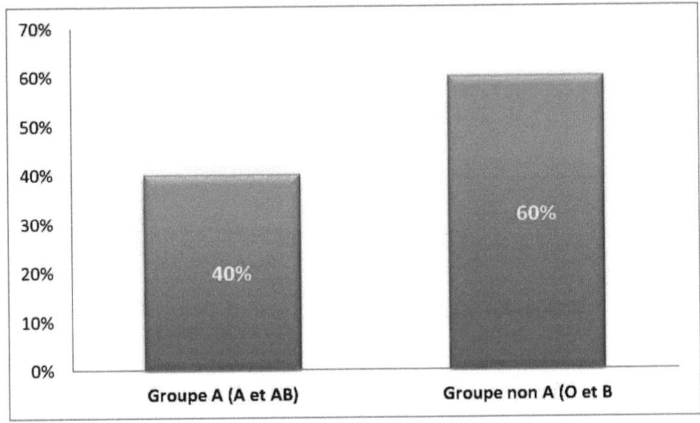

Figura 20: Distribuição dos pacientes afectados de acordo com a presença de A

❖ A análise dos parâmetros hematológicos; entre pacientes COVID positivos "A" versus pacientes "não-A" não mostrou diferença estatisticamente significativa para leucócitos (p=0,35) e linfócitos (p=0,28).

Uma diferença estatisticamente significativa foi encontrada para a contagem de plaquetas (p=0,009) e D-dímero (p=0).

TabelaXI: Resumo dos parâmetros biológicos de acordo com a presença do Ag A.

	Média		Nível de significância P
	A	Não A	
Leucócitos	8,51	8,18	0,35
Linfócitos	1,07	1,004	0,28
Placas	227,62	244,2	0,009
D-Dimer	7291,59	3047,34	0

❖ Análise dos parâmetros bioquímicos; entre pacientes "A" versus pacientes "não-A" positivos à COVID não houve diferença estatisticamente significativa para marcadores de inflamação (PCR; p=0,072) e marcadores de função hepática (AST (p=0,061), ALAT (p=0,389))

Uma diferença estatisticamente significativa foi encontrada para marcadores de função renal (creatinina; p=0,004).

Quadro VII: Resumo dos parâmetros bioquímicos de acordo com a presença de Ag A

	Média		Nível de significância P
	A	Não A	
Creatinina	18.1	29.2	0,004
CRP	161,016	159,082	0,072
ASAT	45,25	38,45	0 ,061
ALAT	28,7	28,74	0,389

❖ Com base nas comorbidades, os pacientes COVID-positivos foram subdivididos em dois grupos. Os fatores de risco considerados foram: idade > 65 anos, obesidade, diabetes, doença arterial coronária, outras doenças cardíacas, DPOC, insuficiência renal crônica.metade do nosso grupo (N=71; 53,4%) apresentava pelo menos duas comorbidades.

Tabela VIII: Distribuição dos pacientes de acordo com as comorbidades.

	Frequência	Porcentagem
Menos de duas comorbidades	62	46.6%
Pelo menos duas comorbidades	71	53.4%
Total	133	100%

Para o restante do estudo, foi escolhido o impacto potencial do grupo sanguíneo no grupo de pacientes com menos de duas comorbidades (N=62; 46,6%).

4.1. Mortalidade :

Não houve diferença estatisticamente significativa entre o grupo "A" versus "não-A" (19,2% versus 13,9%; p=0,5). **(Figura 21)**

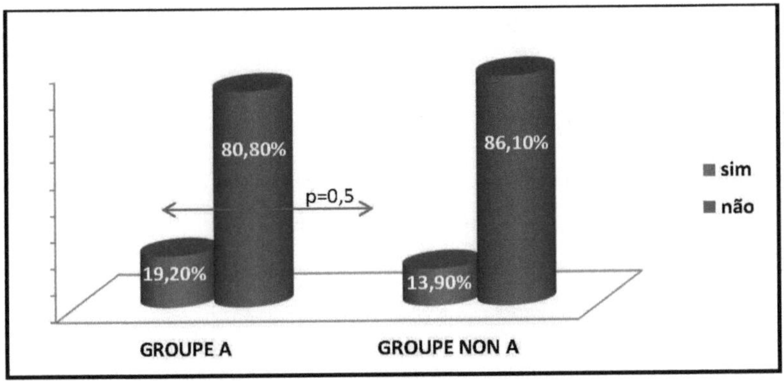

Figura 21: Taxa de mortalidade de acordo com a presença do antígeno A

4.2 Uso de ressuscitação :

Uma diferença estatisticamente significativa foi encontrada na taxa de ressuscitação (34,6% no grupo A contra 11,1% no grupo não-A; p = 0,02). **(Figura 22)**

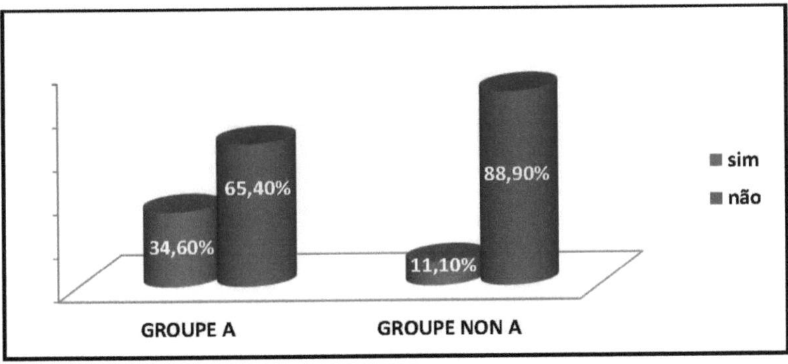

Figura22: Taxas de admissão em cuidados intensivos por grupo.

4.3 Duração da estadia :

Uma diferença estatisticamente significativa foi encontrada no tempo de internação hospitalar (p=0,002).

A duração da hospitalização do Grupo A é maior (em média 15,06 dias) e, por outro lado, uma média de 10,08 dias para o Grupo não A.

4.4 Danos da TC :

O Grupo A teve danos menos extensos na tomografia (em comparação com o Grupo não A) mas necessitou de hospitalização (p = 0,22). **(Figura 23)**

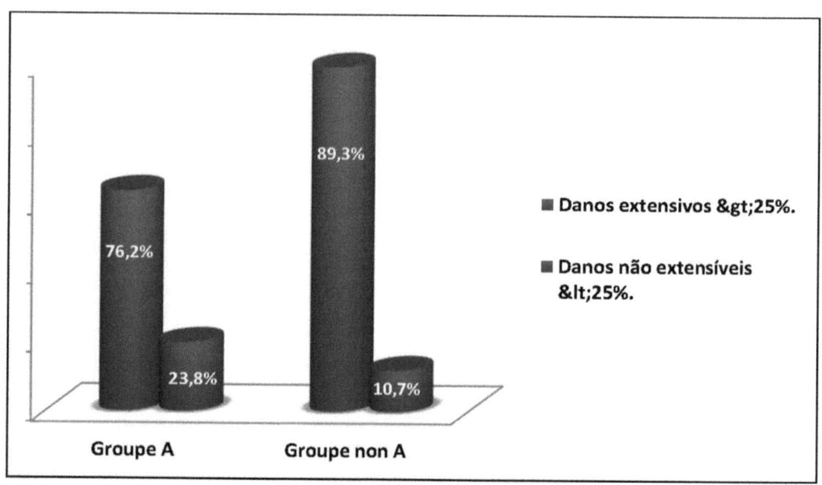

Figura23: Danos da TC

No total :

Tabela IX: Resumo dos dados clínicos

		A	Não A	P
Mortalidade (%)		19,2%	13,9%	0,22
Ressuscitação (%)		34,6%	11,1%	0,002
Duração	(%)	38,3%	61,7%	
internação	(Média)(dias)	15,06	10,08	0,002
danos da CT		23,8%	10,7%	0,22

DISCUSSÃO

Vários estudos em todo o mundo têm tentado investigar fatores de risco e agravamento em pacientes com COVID-19.

Vários fatores foram incriminados, incluindo idade, obesidade, hipertensão; e tipo sanguíneo. Os resultados destes estudos foram controversos.

Daí nosso estudo, que teve como objetivo investigar uma ligação entre o tipo de sangue ABO e a gravidade do envolvimento da COVID-19.

Nosso estudo não mostrou um risco maior de contrair o coronavírus para qualquer grupo sanguíneo ABO. No entanto, mostrou um maior risco de desenvolver formas graves da doença (reanimação e mortalidade) em sujeitos do grupo "A".

1. Estudo descritivo :

1.1 Características Epidemiológicas :

1.1.1 Idade :

Em nosso estudo, a idade média foi de 63 anos, com extremos que variaram de 22 a 88 anos.

Estes dados são consistentes com a literatura da primeira e segunda vagas. (**Tabela XVI**)

Tabela X: Comparação de vários estudos por idade.

Autores	Idade média	Extremos
Nosso estudo	63 anos de idade	[22-88 anos]
Yalaou S al [3]	55 anos de idade	[26-85 anos].
Ketf A et al[5].	53 anos de idade	[21-84 anos de idade]
Fan Q et al[6]	57 anos de idade	
Muñiz-Diaz E et al[7]	69 anos de idade	
Richardson Set al[8].	63 anos de idade	

O envolvimento de idosos encontrados em nosso estudo também foi relatado em outros estudos.

1.1.2 Sexo :

Uma predominância masculina foi encontrada no nosso estudo.

Os nossos resultados também são comparáveis aos dados publicados.

TabelaXVII Comparação de estudos por sexo.

Autores	Sexo Masculino	Género Feminino
Fan Q et al[6]	111	97
Muñiz-Diaz Eetal[7]	570	395
Nosso estudo	74	59

Isto pode ser devido ao fato de que os homens passam mais tempo fora de casa no trabalho[9].

E segundo Nanshan CH et al, o sexo feminino pode ser considerado como um fator defensivo, graças ao efeito protetor dos hormônios femininos que desempenham um papel importante na imunidade adaptativa [10].

1.1.3 Tipo sanguíneo :

TabelaXVIII: Comparação de vários estudos por tipo de sangue

Grupo sanguíneo :	Nosso estudo	*Yalaou S et al*[3].	Wu.Ainda assim, al[11]	Fan Q et al [6]
A	34%	49.1%	36.9%	42.8%
B	18.8%	13.7%	33.69%	26.7%
O	42%	33.1%	21.92%	21.9%
AB	6%	3.9%	7.49%	8.57%

→Nosso estudo diferiu dos outros estudos, pois o grupo "O" foi o mais freqüente.

Os pacientes foram subdivididos de acordo com a presença ou ausência do antígeno A.

TabelaXIX: Comparação dos tipos de sangue de acordo com a presença do antígeno A.

Grupo sanguíneo	Nosso estudo	Hoiland RL et al [12]
Grupo A (A e AB)	53	38
Grupo Não-A (B e O)	80	57

1.2 Características clínicas :

1.2.1 CT :

Em nosso estudo, a TC patológica foi encontrada em mais da metade dos casos (66,2%), dos quais 30,8% tiveram envolvimento extenso seguido de envolvimento severo em 26,3% dos pacientes.

Isto é consistente com o estudo de Guan WJ et al que descobriram que das 975 tomografias realizadas na admissão, 86,2% tinham achados patológicos. Os padrões mais comuns na TC do tórax foram opacidade do vidro moído (56,4%) e sombreamento bilateral desigual (51,8%) [13].

1.2.2 Parâmetros biológicos :

> **Leucócitos :**

Em nosso estudo, a contagem média de leucócitos foi de $8320 \pm 4,9$, com extremos variando de 2040 a 30410/mm3·

Leucopenia foi encontrada em 8,20% dos casos (<4000/mm3), uma contagem normal de leucócitos foi observada em mais da metade dos casos (68,85%) e leucocitose em 22,95% (> =10000/mm3).

Isto é consistente com a coorte de 191 pacientes de Fei *Zhou et al*; 17% tinham leucopenia, 62% tinham níveis normais de 4000-10000 mm3 e 21% tinham hiperleucocitose **[14]**.

> **Linfócitos :**

No presente estudo, a contagem média de linfócitos foi de 1030/mm3 ± 0,512 com extremos que variaram de 200 a 3060/mm3.

Linfopenia foi encontrada em metade das observações (56,1%). Este achado foi relatado no estudo por Fei *Zhou et al.* que relataram linfopenia em 40% dos casos (< 800/mm3) **[14]**.

O estudo de Nanshan CH et al, sugeriu que uma diminuição significativa na contagem total de linfócitos indica que o coronavírus infecta linfócitos e interfere com a função imunológica celular do corpo. A deficiência linfocitária pode agravar o quadro clínico. A diminuição da contagem de linfócitos pode ser um marcador de gravidade **[10]**.

> **Placas :**

Em nosso estudo, a contagem média de plaquetas foi de 273,52 (10^3 / mm^3) ± 120,021 com extremos variando de 23 a 642 (10^3 / mm^3).

A trombocitopenia foi detectada na minoria dos casos (5,65%).

Isto está de acordo com a literatura, já que Guan et al descobriram que apenas 7% tinham trombocitopenia **[13]**.

> **D-Dimer :**

Em nossa série da amostra, o nível médiode D-dímero foi 4798,94± 12470,68 com extremos que variaram de 221 a 81457 (ng/ml).

Foi observado que 10% dos pacientes tinham um nível de D-dímero <500, 73% tinham um nível entre 500 e 5000 e 17% tinham um nível >5000 ng/ml.

A maioria dos pacientes tinha níveis elevados de D-dímeros.

Isto é consistente com o estudo de Guan WJ al, em que 32% dos pacientes tinham níveis <=500ng/ml, 26% tinham níveis entre 500 e 1000 ng/ml e 42% tinham níveis >1000 ng/ml [13].

1.2.3 Parâmetros bioquímicos :

> **Creatinina :**

Durante esta pesquisa, o nível médio de creatinina foi de 24,8 ± 29,62 com extremos que variaram de 0 a 180,70 (mg/l).

A maioria dos pacientes incluídos tinha níveis normais de creatinina (<=20 mg/l), enquanto os restantes (30,5%) tinham níveis elevados (>=20 mg/l).

Os nossos dados são consistentes com a literatura. No estudo de Guan WJ al de 1099 pacientes com COVID-19, o envolvimento renal foi raro (4% tinham CREAT>133µmol/L)[13].

> **CRP :**

Em nosso estudo, o nível médiode PCR foi de 159,85 ±112,89, com extremos que variaram de 0 a 616 mg/l. Mais da metade dos pacientes (65,1%) apresentava um nível elevado de PCR.

Não foram encontrados dados sobre este parâmetro (CRP) na literatura consultada.

> **Transaminases :**

- **ASAT :**

No presente estudo o nível médio foi de 41,16 ± 40,36 com extremos variando de 0 a 253 (U/L).

A maioria dos casos (86,5%) tinha um nível normal (<=59 U/L) enquanto a minoria (13,5%) tinha um nível elevado (>60 U/L).

- **ALAT :**

Na nossa coorte, o nível médio de ALT foi de 28,72 ±24,735 com extremos que variaram de 0 a 133 (U/L). Apenas 10,5% da nossa população tinha um nível elevado (>=60 U/L).

Os nossos resultados são consistentes com os dados publicados. No estudo de Guanet al, um terço da população incluída (31%) tinha níveis elevados (>40 U/L) **[13]**.

2. Estudo analítico :

Foram utilizadas análises estatísticas para comparar a média e o nível de significância de cada um desses parâmetros para os Grupos A e não-A.

2.1 Parâmetros biológicos :

Tabela XI: Comparação de parâmetros biológicos de acordo com a presença de A

	Estudo	Média	
		A	Não A
Leucócitos	Nosso estudo	8,51	8,18
	Hoiland RL et al[12].	1,1	7,7
Linfócitos	Nosso estudo	1,07	1,004
	Hoiland RL et al [12]	0,7	0.75
Placas	Nosso estudo	227,62	244,2
	Hoiland RL et al [12]	219,5	221
D-Dimer	Nosso estudo	7291,59	3047,34

Nossos resultados não mostraram uma diferença estatisticamente significativa para leucócitos (p=0,35) e linfócitos (p=0,28). Por outro lado, encontramos uma diferença estatisticamente significativa para as plaquetas (P=0,009) e para o D-dímero (P=0).

No estudo de Hoiland RL et al, envolvendo 125 pacientes, foi encontrada uma diferença estatisticamente significativa para leucócitos (P=0,02) e D-dímero (P=0,05); em contraste com linfócitos (P=0,59) e plaquetas (P=0,66) [12].

Observou-se que os valores de D-dímeros foram maiores no grupo A do que no grupo não A.

2.2 Parâmetros bioquímicos :

Tabela XII: Comparação de parâmetros bioquímicos

	Estudo	Média	
		A	Não A
Creatinina	Nosso estudo	18,1 (mg/L)	29,2 (mg/L)
	Hoiland RL et al[12].	105mmol/L	85mmol/L
CRP	Nosso estudo	161,016	159,082
ASAT	Nosso estudo	45,25	38,45
	Hoiland RL et al[12].	66	40
ALAT	Nosso estudo	28,7	28,74
	Hoiland RL et al[12].	87	56

Nosso estudo mostrou uma diferença estatisticamente significativa para os marcadores de função renal (creatinina) (p=0,004); isto não é consistente com a literatura. De fato, Hoiland RL et al aprovaram que não houve diferença estatisticamente significativa para este marcador[12]. Esta discrepância pode ser explicada pelo perfil inicial dos pacientes que são basicamente multidireccionados.

Uma diferença estatisticamente não significativa para os marcadores de inflamação (PCR; p=0,072) e função hepática (ASAT e ALAT) (p=0,061) e (P=0,3). Em contraste, o estudo de Hoiland RL et al não mostrou diferença significativa entre os grupos para o marcador inflamatório, mas uma diferença estatisticamente significativa (P=0,02; P=0,01) para o ASAT e ALAT respectivamente [12].

2.3 Parâmetros clínicos :

2.3.1 Grupo geral (N = 133) :

> **Comorbidades :**

Em nosso estudo, foram encontradas várias comorbidades, isoladamente ou em combinação.

De facto, a hipertensão (47,4%) e a diabetes (37,6%) foram os factores mais comuns encontrados.

Os nossos dados são consistentes com a literatura.

Na série NEW YORK de 5700 casos, as comorbidades mais comuns foram hipertensão arterial (56,6%), obesidade (41,7%) e diabetes (33,8%)[8].

Na meta-análise de Baradaran A et al, a hipertensão arterial foi a história médica mais comum (1849; 21%), seguida de diabetes mellitus (11% pacientes), doença cerebrovascular (2,4%), doença cardiovascular (5,8%), doença renal crônica (3,6%), doença hepática crônica (2,9%) e doença pulmonar crônica (2%) [9].

> **Uso de reanimação e mortalidade :**

Ressuscitação :

Em nosso estudo, um terço da nossa população (27,1%) foi hospitalizada em terapia intensiva.

Estes dados foram replicados em outros estudos.

De fato, no estudo de Richardson S al, 14,2% da população foi admitida em terapia intensiva. [8].

Mortalidade :

No nosso estudo, 24% dos pacientes morreram.

Esta taxa de mortalidade foi alta em comparação com o estudo de Guan WJ et al que mostrou que 1,4% morreram **[13]**.

> **Duração da estadia :**

A taxa média de hospitalização no nosso estudo foi de 12,43 dias.

Esta taxa não difere do tempo de internação encontrado no estudo Richardson Set la (13 dias)**[8]**.

2.3.2 Análise do grupo com menos de duas comorbidades :

O número de co-morbidades foi associado à gravidade da doença, daí a subdivisão da nossa população em dois grupos:

53,4% dos pacientes com mais de dois fatores de risco (N = 62).

46,6% dos pacientes com menos de dois fatores de risco (N = 71).

O resto do estudo diz respeito ao grupo com menos de duas comorbidades.

> **Mortalidade :**

Para este grupo, a taxa de mortalidade no grupo sanguíneo "A" (A eAB) (19,2%) foi maior do que no grupo "não-A" (13,3%).

> **Uso de ressuscitação :**

Da mesma forma, foi encontrada uma diferença estatisticamente significativa na taxa de ressuscitação (34,6% no grupo A contra 11,1% no grupo não-A; p = 0,02).

> **Duração da estadia :**

Foi encontrada uma diferença no tempo de permanência com uma diferença estatisticamente significativa (p=0,002)

Assim, o tempo de internação no Grupo A foi mais longo (em média 15 dias), em comparação com o Grupo não A (em média 11 dias).

➜ Na verdade, o nível de severidade da COVID-19 correlaciona-se com o nível de expressão da ACE2. A ACE2 ligada à membrana celular desempenha um papel vital nos sistemas cardiovascular e imunológico[15].

A ACE2 esteve intrinsecamente envolvida na fisiologia da função cardíaca e no desenvolvimento da hipertensão e da diabetes. Esta enzima foi identificada como um receptor funcional para os vírus corona, incluindo o SRA-CoV e o SRA-CoV-2 [15].

De facto, foi demonstrado que o SRA-CoV2 se instala no hospedeiro usando o ACE2 como receptor celular. CEA2 é uma mono carboxi peptidase ligada à membrana que está presente em todos os seres humanos e se expressa principalmente nas células cardíacas, intestinais, renais e alveolares do pulmão. A entrada do SRA-CoV-2 em células humanas é facilitada pela interacção de uma proteína de pico viral com este receptor. ACE2 é um contra-regulador da actividade angiotensina. É gerado pelo ACE1 e protege contra a ativação excessiva do sistema renina-angiotensina-aldosterona.

A angiotensina II é catalisada pela ECA2 à angiotensina, que tem efeitos vasodilatadores, anti-inflamatórios, antifibróticos e anti-crescimento, possivelmente responsáveis pela tempestade de citocinas encontrada em alguns doentes com SRA-CoV-2 [15].

⬇ Destaques:

✓ A associação entre comorbidades, risco de morte e hospitalização relacionada à COVID-19 foi medida, o que nos permitiu identificar subgrupos de indivíduos onde as comorbidades parecem ter um efeito maior nas complicações relacionadas à COVID-19.

⬇ Pontos fracos:

O nosso estudo tem algumas limitações.

✓ Em primeiro lugar, o número relativamente pequeno de pacientes com dados clínicos, que pode ter impedido que o efeito dos grupos sanguíneos sobre os resultados clínicos fosse demonstrado em termos estatísticos.

✓ Em segundo lugar, o facto de alguns portadores do vírus serem assintomáticos ou não elegíveis para testes leva a uma subestimação dos casos notificados, sobrestimando assim o risco de morte ou hospitalização.

✓ Em terceiro lugar, devido a informações incompletas, a ventilação mecânica e a entubação não são levadas em conta.

CONCLUSÃO

O sistema ABO de grupos sanguíneos tem sido associado a múltiplas doenças infecciosas, incluindo a hepatite B, rotavírus ....

O envolvimento do grupo sanguíneo ABO também foi relatado por vários estudos durante a pandemia da COVID-19, daí nosso estudo sobre a investigação do perfil do fenótipo do grupo sanguíneo ABO em uma série de pacientes tunisianos afetados pela COVID-19 e hospitalizados no Hospital La Rabta.

Nossa coorte; inclui 133 pacientes; foi comparada a um primeiro grupo controle (N=2801) de pacientes internados no Hospital La Rabta (período de 4 anos) e a um segundo grupo controle (N=3072) composto de controles sanguíneos.

A distribuição dos fenótipos dos grupos sanguíneos nos nossos pacientes com COVID-19 não mostrou uma diferença significativa a favor de nenhum grupo sanguíneo em particular.

Durante o período do estudo, foram incluídos 133 pacientes (44,4% do sexo feminino). 53 (39,8%) estavam no grupo A ou AB (grupo A), 80 (60,2%) estavam no grupo O ou B (grupo não-A). Com base nas comorbidades, os pacientes foram subdivididos em dois grupos. No primeiro grupo (com menos de dois fatores de risco), a taxa de mortalidade foi de 19,2% para o grupo A contra 13,9% para o grupo não-A (p =0,5). Além disso, houve uma diferença estatisticamente significativa na taxa de ressuscitação (34,6% no grupo A contra 11,1% no grupo não-A; p = 0,02). Para o segundo grupo (com pelo menos dois fatores de risco), não foi observada diferença (taxa de ressuscitação de 33,3% para o grupo A contra 31,8% para o grupo não-A; p = 0,8).

Sujeitos portadores de antígenos "A" e "AB" teriam formas mais graves da doença, com mais ressuscitação e maior permanência hospitalar.

Outros estudos multicêntricos seriam necessários para confirmar ou refutar o papel dos antígenos A na patologia e severidade da COVID-19.

Referências

Lista de referências:

Organização Mundial da Saúde . Doença de Coronavirus (COVID-19);2021 .

2. Chakroun H, Ben Lasfar N, Fall S, Abid M, El Moussi A, et al. Primeiro caso

Confirmado COVID-19 importado para a Tunísia. Tunis Med 2020; 98,4 :258-260 .

3. . *YalaouS,Fakhfak.R,Tritar F et al* . ABO grupos sanguíneos e risco de infecção por covid-19. LA TUNISIE MEDICALE.2020; 98 (12): 888-891.

4. *B. Lodé, C. Jalaber, T. Orcel, T et al. Imaging of COVID-19 pneumonia. Diário de diagnóstico e imagem intervencionista . 2020 ;3 (4) :249-258.*

5. Ketf A, Chabati O, Chemali S et al. Perfil clínico, biológico e radiológico de pacientes argelinos hospitalizados para a COVID-19: dados preliminares. O Jornal Médico Pan Africano. 2020;35 -77.

6. Fan Q, Li B, Zhao F et al. Association Between ABO Blood Group System and COVID-19 Susceptibility in Wuhan.*Front Cell Infect Microbiol.*2020;10(404).

7. Muñiz-Diaz E, Llopis J, Parra R, et al. Relação entre o grupo sanguíneo ABO e a suscetibilidade, gravidade e mortalidade COVID-19 em duas coortes de pacientes. Transfusão de sangue. 2021 ;19(1):54-63.

Richardson S, Hirsch JS, NarasimhanM, et al. Apresentando Características, Comorbidades e Resultados Entre 5700 Pacientes Hospitalizados com COVID-19 na área da cidade de Nova Iorque. JAMA. 2020;323(20):2052-2059.

9.Baradaran A,... Ebrahimzadeh MH, Baradaran A et al. Prevalence of Comorbidities in COVID-19 Patients: A Systematic Review and Meta-Analysis. Arco Bone Jt Surg. 2020; 8 (Suplemento 1): 247-255.

10. Nanshan CH, Min Z, Yang H et al. Características epidemiológicas e clínicas de 99 casos de pneumonia por coronavírus novo de 2019 em Wuhan, China: um estudo descritivo. Programa Chave Nacional de P&D da China. 2020; 395: 507-13.

11.Wu. Y, Feng.Z,Lia.P et al. Relação entre a distribuição do grupo sanguíneo ABO e as características clínicas em pacientes com COVID-19.*ClinicaChimica. 2020 ;509:220–223.*

12.Hoiland RL, Fergusson NA, Mitra AR et al. A associação do grupo sanguíneo ABO com índices de gravidade da doença e disfunção multiorgânica na COVID-19. Blood Adv. 2020;4(20):4981-4989.

13. Guan WJ, Ni ZY, Hu Yet al. Clinical Characteristics of Coronavirus Disease 2019 in China. N Engl J Med. 2020;382(18):1708-1720.

14. Zhou F, Yu T, Du R et al. Curso clínico e fatores de risco para mortalidade de pacientes adultos internados com COVID-19 em Wuhan, China: um estudo de coorte retrospectivo. Lancet.2020 ;395(10229):1054-1062.

15 . MandeepR,Mehra M.D , Sapan S et al . Cardiovascular Disease, Drug Therapy, and Mortality in Covid-19.N Engl J Med. 2020; 382(25) :

16. Bonny V, Maillard A, Mousseaux C, et al. COVID-19: fisiopatologia de uma doença multifacetada. Rev. Med Interne. 2020;41(6):375-389.

17. Jessica T V N, Emmanuel P .Cardiac complications of COVID-19 in intensive care.

Le Praticien en Anesthésie Réanimation.2020 ;24(4) : 212-217

18.   EL KETTANI Z. Uma meta-análise: O interesse da medida do D-dímero na monitorização de pacientes com COVID-19 [tese]. Medecine : RABAT ;2021.58.

19. IMPLORA M.A, ZAZOUA KF. Determinação das particularidades fenotípicas dos eritrócitos dos doadores de sangue do grupo O em Tlemcen [Dissertação]. Pharmacie.Algérie ;2014 :93.

Patnaik SK, Helmberg W, Blumenfeld OO. BGMUT: Base de dados NCBI dbRBC de variações alélicas dos genes que codificam os antígenos dos sistemas de grupos sanguíneos. Res. Ácidos Nucleicos 2012;40(1):D1023-D1029.

21. Hosoi,Eiji.Aspectos biológicos e clínicos do sistema de grupos sanguíneos ABO. The Journal   of   Medical   Investigation   .   2008   ;   55   :   174-182.

ANEXOS

O Covid-19

1. Definição:

A COVID-19 é uma doença respiratória causada pelo vírus da SRA-CoV-2. Esta doença infecciosa espalhou-se a partir de uma fonte zoonótica. Foi identificado pela primeira vez durante uma investigação de um surto em Wuhan, China, e espalhou-se rapidamente pelo mundo para se tornar uma pandemia. A doença infecta preferencialmente células que expressam a enzima conversora de angiotensina 2 (ACE 2) na sua superfície. Esta enzima é o receptor de membrana para o vírus SRA-CoV-2, permitindo a sua entrada nas células alvo[16].

Essas células são encontradas principalmente no trato respiratório, mas também no trato digestivo, rins e coração[17].

2. Classificação, morfologia e genoma da SRA-CoV-2

Tabela XIII: Classificação do genoma e tamanho do SRA-CoV-2

SRA-CoV-2	
Ordem: Nidovirales	
Subordem: Cornidovirineae	
Família: Coronaviridae	
Subfamília: Orthcoronavirinae	
Gênero: Betacoronavirus	
Espécie: SARSr-CoV2	
Genoma: vírus RNA de polaridade positiva de cadeia única	**Tamanho:** 100 nm

3. Morfologia :

Os coronavírus são partículas envoltas, pleomórficas ou esféricas, associadas a um RNA positivo, não segmentado e de cadeia única, têm uma nucleoproteína, capsid, matriz e proteína S. Sob o microscópio eletrônico, os viriões Coronavirus têm grandes peplomers que os fazem lembrar uma coroa, daí a origem do seu nome corona, que significa "coroa". Como todos os coronavírus, este vírus tem proteínas ao redor de seu RNA - a proteína nucleocapsidar (N), a glicoproteína de membrana (M) e a glicoproteína de espiga (S)[18].

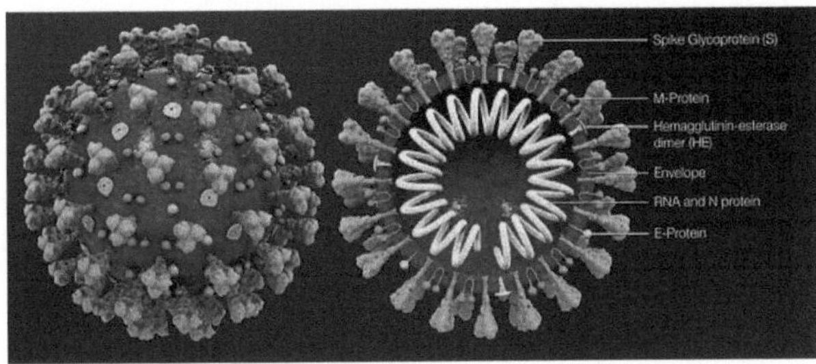

Figura 24: Diagrama externo e interno do vírus CoV-2 da SRA

Formulário de recolha de dados

- Nome e sobrenome :
- Número de admissão :
- Idade :
- Sexo :
- Tipo sanguíneo :
- Antecedentes:
    - ✓ Hipertensão arterial
    - ✓ Diabetes tipo 2 :
    - ✓ Insuficiência renal crónica
    - ✓ doença das artérias coronárias
    - ✓ Doença pulmonar obstrutiva crónica DPOC
    - ✓ Outras doenças cardíacas
    - ✓ Idade superior a 65 anos
    - ✓ Obesidade

- Data de internação :
- Duração da estadia :
- Modo de admissão :

    - → Emergência
    - → Outro serviço
    - → Transferência

- Data de admissão na UTI :

- Evolução

  → Lançamento; Data :

  → Morte; Data :

- Clínica :

  ➢ **<u>Biologia</u> :**

Parâmetros biológicos	Valor :
Leucócitos (10^3/mm^3)	
Linfócitos (10^3/mm^3) Plaquetas (10^3/mm^3)	
D-Dímero (ng/ml)	

  ➢ **<u>Bioquímica</u> :**

Parâmetros bioquímicos	Valor
AST (U/L)	
ALT (U/L)	
CRP (mg/L)	
Creatinina (mg/L)	

  ➢ **<u>Radiologia</u> :**

  → Danos no CT :

Os grupos sanguíneos, ou fenótipos eritrócitos, correspondem aos antígenos da membrana da hemácia, cuja expressão é determinada por uma série de sistemas genéticos polimórficos. Os antígenos dos grupos sanguíneos são agrupados em famílias grandes, chamados "sistemas de grupos sanguíneos". [14]

Até à data, 34 sistemas de grupos sanguíneos eritrócitos foram descritos na BGMUT (Blood Group Antigen Genre Mutation Database) do NCBI (National Center for Biotechnology Information US). [15]

🔸 Sistema ABO :

O sistema ABO foi descoberto em 1900 por Landsteiner. Ele descobriu que o soro de alguns indivíduos aglutinou os glóbulos vermelhos de outros. Ele identificou dois antígenos que ele chamou de "A" e "B", e designou os glóbulos vermelhos não aglutinados pela letra O (que lembra o zero).

Os seus alunos Castello e Sturli descreveram o fenótipo AB em 1902.

Os fenótipos ABO são definidos tanto pelo antígeno sanguíneo como pelo anticorpo do plasma. Dois antigénios definem quatro fenótipos: A, B, AB e O. No plasma, há sempre anticorpos correspondentes ao(s) antigénio(s) ausente(s) da membrana do glóbulo vermelho do mesmo sujeito. Estes anticorpos são considerados naturais (antes da imunização), regulares (sempre presentes, com algumas excepções) e aglutinantes espontâneos (sem artifício). [16]

Sumário

Introdução: O grupo sanguíneo ABO tem sido associado a várias doenças infecciosas. A literatura foi controversa quanto ao seu envolvimento na infecção pela COVID-19.

Objetivo: Neste estudo, analisamos o perfil dos pacientes internados no Hospital La Rabta por infecção por COVID-19.

Método: Este é um estudo de exposição e não-exposição de 133 pacientes incluídos consecutivamente entre Janeiro e Abril de 2021. A distribuição fenotípica dos pacientes COVID-19 foi comparada com a de um grupo controle de 2801 pacientes não-COVID-19, bem como com a distribuição do grupo sanguíneo de uma população de doadores de sangue (N=3072).

Resultados: Em nosso estudo, não foi encontrada nenhuma associação estatisticamente significativa a favor de um grupo sanguíneo. Por outro lado, foi encontrada uma alta prevalência de indivíduos portadores do antígeno "A" nas formas graves: estadia prolongada (p=0,002) e recurso à reanimação (p=0,02).

Conclusão: Os nossos resultados apoiam o envolvimento do antígeno "A" na gravidade da doença COVID-19.

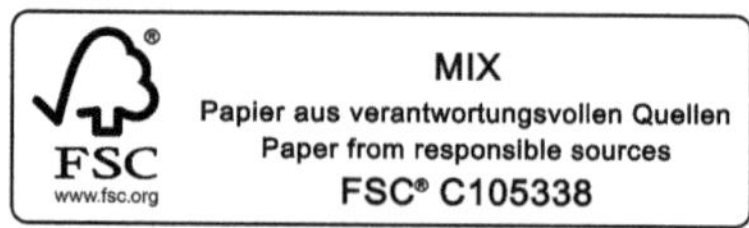

Printed by Books on Demand GmbH, Norderstedt / Germany